Docteur Gustave FERRAND

CONSIDÉRATIONS

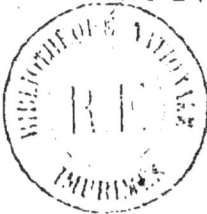

SUR LA

NATURE DE L'HYSTÉRIE

TOULOUSE

GIMET-PISSEAU, Éditeur

66, Rue Gambetta, 66

1907

Docteur Gustave FERRAND

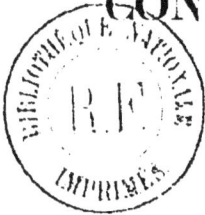

CONSIDÉRATIONS

SUR LA

NATURE DE L'HYSTÉRIE

TOULOUSE

GIMET-PISSEAU, Éditeur

66, Rue Gambetta, 66

—

1907

A la Mémoire de ma Mère bien-aimée

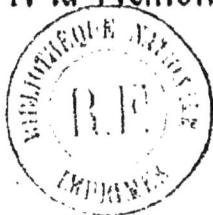

Respectueux et vivant souvenir.

A MON PÈRE

Affectueuse reconnaissance.

A MON FRÈRE

A TOUS MES PARENTS

A mon Président de Thèse

M. le Professeur RÉMOND

————

A tous mes Maîtres de la Faculté et des Hôpitaux

————

A tous mes Amis

PREMIÈRE PARTIE

Considérations générales

« Telle personne est hystérique » ! Voilà une phrase que nous avons tous entendu clamer de tout temps par les bouches les plus diverses.

Pour les vieilles commères qui se font part mystérieusement de l' « hystérie » d'une voisine, ce mot signifie une sorte de possession, très vaguement diabolique, de cette voisine.

Pour d'autres, une femme hystérique est une femme vicieuse et passionnée...

Le diable, l'utérus, l'estomac, le poumon, le cœur, le cerveau, les nerfs périphériques, la conscience, en un mot les choses les plus différentes ont tour à tour été accusées dans la production de l'hystérie.

L'hystérie, avec ses limites imprécises et ses phénomènes surprenants, devint une de ces maladies si commodes, si aimées des médecins que les diagnostics précis épouvantent.

De même que certains cliniciens sont très heu-

reux lorsqu'ils ont appelé une douleur, « douleur
rhumatismale », de même ils ont souvent très vite
fait de classer des troubles nerveux parmi des troubles hystériques.

L'hystérie est certes vaste. Elle tient sous sa dépendance le corps. Elle modifie l'esprit, et l'état mental
des hystériques est un des plus intéressants de la
psychiàtrie.

Mais, c'est précisément parce que l'hystérie est
assez riche de son fond qu'il est inutile l'enrichir,
l'extrême richesse devenant la confusion.

Ainsi, pour ne choisir que dans le domaine de
la psychiàtrie, des aliénistes comme Legrand du
Saulle, Tardieu, Falret, Ball, ont été trop généreux
en donnant à l'hystérie la nymphomanie, les men-
songes, la simulation des hystériques, choses très
souvent indépendantes de l'hystérie.

Si certains auteurs, se contentent de définitions
vagues, agrandissent au gré des circonstances le
champ de l'hystérie, d'autres désirent, au contraire,
les définitions précises, quasi-mathématiques.

La difficulté de donner ici une définition nette,
sculptée en quelque sorte, est grande, si grande que
Lasègue déclara : « La définition de l'hystérie n'a
jamais été donnée et ne le sera jamais ». Le médecin s'est pendant longtemps — et aujourd'hui encore
— trouvé en présence de multiples théories devant
lesquelles il hésitait. Ces théories se combattaient.

Qui croire ? La réalité de la maladie disparaissait derrière l'épais brouillard des discussions.

« Devant ces attaques à grand fracas, devant ces troubles multiples et *sine materia,* étant donnée d'autre part l'association fréquente de l'hystérie avec les différentes formes de folies du caractère, beaucoup de médecins sont devenus sceptiques, les uns n'attachant aucune importance à des troubles nerveux qui très souvent leur paraissent simulés, d'autres attribuant à l'hystérie les manifestations délirantes, les perversions diverses, les bizarreries d'actes ou de paroles de malades, sous le coup d'une écrasante hérédité morbide » (H. Colin). Il s'est passé la même chose pour l'arthritisme que certains auteurs nient parce qu'il n'est pas assez précis — Hébra, par exemple, en demande la formule chimique — et que d'autres ont agrandi trop complaisamment.

Pourtant l'arthritisme existe suffisamment viable et on se représente facilement un arthritique, cette « cheminée qui tire mal, dans laquelle la combustion des matériaux organiques est assez défectueuse pour que la suie et les cendres s'y accumulent » (Dreyfus-Brissac).

L'hystérie peut-elle aujourd'hui indiscutablement se définir ?

C'est ce que nous allons essayer de voir. Est-elle le véritable Protée qui se présente sous autant de couleurs que le caméléon, comme disait Sydenham ?

Quoi qu'il en soit, après les études nouvelles de Babinski (1906), du docteur Raymond, « Considérations générales sur l'hystérie » (*Leçons cliniques de la Salpêtrière,* mai 1907), et de Sollier (*Archives de neurologie,* mai et juin 1907), la question est bien à l'ordre du jour.

« Sans cesse aux prises avec les mille formes de l'affection, le médecin doit les dépister sous les aspects les plus bizarres et les plus insolites. Sous peine de s'égarer, de se livrer à une thérapeutique purement symptomatique et inefficace, sous peine de faire de grossières erreurs de diagnostic et partant de pronostic, aussi préjudiciables au patient qu'à lui-même, le médecin doit avoir sans cesse à l'esprit la possibilité d'une manifestation hystérique. Sans doute, il ne faut pas voir de l'hystérie partout et considérer ce diagnostic comme destiné à cacher notre ignorance; cependant en présence de phénomènes réels, bien observés et contradictoires entre eux, alors qu'il est impossible de catégoriser nettement l'affection du malade, il faut songer à l'hystérie, en rechercher avec soin les stigmates et examiner avec le plus grand soin s'il ne s'agit pas purement et simplement d'un trouble névrosique. » (Voronoff).

Malgré la difficulté de la définition — peut-être à cause de cette difficulté — l'étude de la nature de l'hystérie est une des plus passionnantes.

A la conférence qu'il fit le 28 juin 1906 à la Société de l'internat des Hôpitaux de Paris, Babinski prenant à parti Lasègue, dont nous avons cité la phrase, s'écriait :

« Un médecin éminent, Lasègue, frappé par l'imperfection des définitions qui avaient été proposées et se jugeant incapable d'en donner une qui le satisfît, déclara que « la définition de l'hystérie n'avait jamais été donnée et qu'elle ne le serait jamais ». Je suis surpris qu'un esprit aussi distingué, un observateur aussi fin, un maître qui, avant de se livrer aux études biologiques, avait professé la philosophie, ait commis une pareille faute de logique. Dire que des mots, qu'on a, du reste, la prétention de conserver, ne peuvent être définis, c'est soutenir que les mots précèdent les idées! Que penserait-on d'un naturaliste qui s'avouerait incapable de définir une espèce zoologique dont on admettrait la réalité? Qu'on y réfléchisse un peu. C'est seulement quand on a cru découvrir un objet se distinguant par quelque caractère des objets déjà connus, que l'on songe à le désigner d'un mot nouveau et la définition de ce mot consiste simplement dans l'énonciation des attributs qui semblent appartenir en propre à cet objet. Si l'hystérie ne pouvait être définie, c'est qu'elle se confondrait avec d'autres névroses et il n'y aurait qu'à la rayer des cadres nosologiques. Si, au contraire, on estime que l'hystérie a des attributs spéciaux, on peut et on doit la définir. Telle est l'alternative à laquelle on est

nécessairement amené et je crois qu'aucun neurolo-
giste n'hésitera à opter pour la deuxième de ces deux
propositions. » (Babinski).

Considérations anatomiques
et histologiques

Nos années d'études passées auprès de notre maître M. le docteur Rémond nous ont fermement convaincu de la non existence des maladies d'un « moi » compris comme une entité. Les « maladies mentales », comprises au sens littéral du mot, n'existent pas.

Toute question de doctrine laissée de côté, le psychiâtre doit admettre que l'esprit, les manifestations intellectuelles, sont produites (sécrétées, allions-nous dire) par le cerveau. Si la sécrétion est la qualité d'une glande, la motilité la propriété du muscle, la névrilité la caractéristique du nerf, l'intelligence est le produit de la cellule cérébrale, ou mieux, de l'ensemble des cellules cérébrales.

M. le docteur Rémond nous a appris à étudier, non pas les maladies mentales, mais la pathologie mentale. La psychiâtrie n'est pas une classe médicale à part que le clinicien peut écarter dédaigneusement de sa route en lui donnant seulement au passage un furtif regard, non ! La psychiâtrie est l'étude de la physiologie troublée ou de l'anatomie effilochée du

cerveau ; et, si observer les boiteries d'un cœur et
d'un poumon est délicat, combien délicate, noble, et
par suite attirante, sera l'observation de la plus humaine des cellules, la cellule cérébrale.

Il faut toujours rechercher le substratum anatomique d'une maladie mentale, d'une névrose. L'anatomie pathologique psychiàtrique se crée. Elle débuta,
dès 1808, avec le système de Gall, se développa ensuite
avec Dax en 1836, avec Bouillaud, avec Broca en 1861,
qui rattachèrent les troubles du langage à des troubles cérébraux, qui en localisèrent les éléments psychologiques, sensitifs et moteurs.

Tous les neurologistes d'aujourd'hui essaient de
percer les ténèbres de cette anatomie pathologique.

La formule anatomique de la paralysie générale est
nettement établie.

Les troubles fonctionnels cérébraux de la manie et
de la mélancolie sont déjà entrevus. Notre maître,
avec Nageotte et Ettlinger, a créé la notion d'insuffi-
sance de la cellule cérébrale à laquelle il a essayé,
avec son élève Voivenel, de remédier par l'opothéra-
pie cérébrale.

On s'achemine même vers la découverte des lésions
anatomiques du délire systématisé progressif.

Notre maître a fait publier, par son élève Lagriffe,
deux autopsies où il trouva chez deux persécutés des
lésions de la substance blanche. Il a pu ainsi assi-

miler le délire chronique, au point de vue clinique et anatomique, au tabes.

« Nous envisageons la possibilité d'une altération anatomique du centre semi-ovale dans la paranoia, altération progressive, sans rémission. La suite de la maladie justifie nos hypothèses ou du moins cadre parfaitement avec elles. La phase mégalomaniaque, très vraisemblablement, doit être considérée comme le début de la démence terminale avec les altérations scléreuses généralisées qui ne sont que l'extention et la généralisation d'un processus morbide ayant débuté, il y a longtemps, en un point limité. La maladie ne peut durer, d'ailleurs, aussi longtemps que parce que l'excitation n'atteint pas directement la cellule. La cellule ne résisterait pas des années, nous en savons des exemples : ainsi la mélancolie ne guérit pas lorsqu'elle dure trop longtemps, et verse alors rapidement dans la démence. Seul exemple d'une maladie psychique se perpétuant pendant des années sans rétrocession, avec seulement possibilité de cristallisation (le délire des dégénérés ayant, au contraire, des rémissions très nettes), la paranoia a, en somme, la même destinée que les leucomyélites, et nous ne saurions mieux faire que de la comparer au tabes. L'ataxie locomotrice n'a pas pour nous, comme équivalent cérébral, la paralysie générale, mais le délire chronique. Ces deux maladies nous apparaissent comme étant surtout des maladies de la substance blanche, leur caractère

commun étant une longue évolution et, pouvons-
nous dire, la guérison impossible, parce que le tabes,
lui aussi, se cristallise mais ne rétrocède jamais.
Ceux qui guérissent sont des pseudo-tabes, et le
pseudo-tabes est au tabes véritable ce que le délire
des dégénérés est au délire chronique.

Maintenant, si les raisons énumérées plus haut
nous ont conduit à regarder le délire chronique
comme une maladie de la substance blanche, elles
ne nous font pas regarder le processus comme res-
tant exclusivement cantonné là, puisque nous savons
que la démence constitue le terme fatal de la maladie
qui, débutant par la fibre nerveuse, n'atteint qu'ulté-
rieurement la cellule. Cela nous permet de distinguer
la paranoia d'une autre maladie dans laquelle l'aboutissant démentiel est aussi inévitable, nous voulons
parler de la paralysie générale. »

Ce qui s'est fait ou tend à se faire pour les folies,
c'est-à-dire la recherche d'un substratum anatomique, doit se faire à plus forte raison pour les névroses.
Rien n'échappe à cette loi de la nécessité des troubles
fonctionnels ou structuraux d'un organe pour en
expliquer la pathologie. La médecine est chose émi-
nemment rationnelle et ce qui est vrai pour un coin de
son édifice est vrai pour tous ses autres coins. Parce
qu'on n'en connaît pas le microbe, il ne s'ensuit pas
que les fièvres éruptives ne soient pas microbiennes.
Parce qu'on n'en connaît pas l'anatomie pathologique,

il ne s'ensuit pas que l'hystérie n'ait pas un substratum anatomique.

On peut donc voir déjà que, dans notre travail, si
nous exposons impartialement les théories récem-
ment émises sur l'hystérie, notre préférence n'en ira
pas moins aux théories anatomiques, basées sur un
état particulier des centres nerveux et du neurone
cortical.

Il est, dès à présent, utile de consacrer quelques
pages à l'anatomie physiologique et clinique des
centres cérébraux et des cellules du pallium. La dis-
position des centres nous expliquera certaines hys-
téries à manifestations partielles ; la physiologie du
neurone et l'amœboïsme cérébral en particulier nous
donneront la clef de la fugacité et de l'instabilité des
paralysies hystériques.

Valeur fonctionnelle de l'Ecorce cérébrale.

D'après Flechsig on peut diviser l'écorce en deux zones :

1° Zone des centres de projection ;
2° Zone des centres d'association.

La zone *des centres de projection* occupe le tiers de la surface de l'écorce. Elle comprend les quatre sphères sensorielles : la sphère tactile, la sphère olfactive, la sphère visuelle et la sphère auditive.

La *sphère tactile* s'étend autour de la scissure de Rolando dans : 1° les deux circonvolutions frontale ascendante et pariétale ascendante; 2° l'opercule rolandique: 3° le lobule paracentral et la portion avoisinante de la circonvolution frontale. « La sphère tactile est l'aboutissant de toutes les fibres de la voie sensitive centrale amenant au sensorium les impressions de sensibilité générale recueillies à la périphérie par les nerfs dits sensitifs. Elle reçoit très probablement aussi les fibres de la sensibilité gustative. »

La *sphère olfactive*, rendez-vous des impressions recueillies sur la muqueuse pituitaire par les ramifications du nerf olfactif, est peu étendue chez l'homme où l'olfaction est une fonction rudimentaire. Elle comprend, chez l'homme, d'après Flechsig : le tubercule olfactif, la partie avoisinante de la circonvolution du corps calleux, l'espace perforé antérieur, le crochet de l'hippocampe et la portion de circonvolution de l'hippocampe qui lui fait suite. « La sphère olfactive possède vraisemblablement comme les autres, à côté de fibres centripètes ou fibres de projection ascendantes, un certain nombre de fibres centrifuges ou fibres de projection descendantes. Mais ces dernières sont encore mal connues. On sait cependant que le centre olfactif de l'écorce est en relation avec la corne d'Ammon, avec la couche optique et avec le noyau lenticulaire. »

La *sphère visuelle* est l'aboutissant des fibres optiques. Elle est située à la partie interne du lobe occipital tout autour de la scissure calcarine.

La *sphère auditive* occupe la partie moyenne de la première circonvolution temporale.

Zone des centres d'association. — Les centres d'association situés dans l'intervalle des centres de projection, ont pour caractères : 1° d'être dépourvus de fibres de projection ; 2° d'avoir des fibres d'association, je veux dire des fibres qui les unissent à d'au-

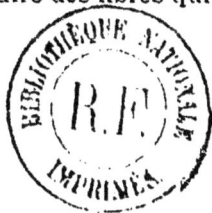

tres parties de l'écorce, voisines ou éloignées. Ces
fibres d'association se rendent pour la plupart aux
différents centres de projection, autrement dit aux
différente, phères sensorielles ci-dessus décrites.
Elles sont naturellement de deux ordres : centripètes
ou centrifuges. Les *fibres centripètes* vont du centre
à la périphérie par la sphère sensorielle dont elles
proviennent. « C'est dans les centres d'association
que toute sensation perçue laisse une empreinte
ineffaçable qui constitue le souvenir. C'est là que se
rencontrent, se réunissent et se fusionnent en des
centres supérieurs les sensations tactiles, visuelles,
olfactives et acoustiques. C'est là que les sensations
sont comparées entre elles et comparées à des sensations antérieures. C'est là que l'esprit trouve tous les
éléments indispensables à tous les actes de la vie
intellectuelle ou psychique. Ces centres sont, en défi-
nitive, dans le cerveau de l'adulte, le substratum
anatomique de ce qu'on appelle expérience humaine,
savoir : connaissance, langage, sentiments esthéti-
ques, moraux, etc. » (Van Gehuchten).

Les fibres centrifuges qu'émettent les centres d'association vont aux centres de projection et s'y terminent par des arborisations libres. Elles leur appor-
tent des incitations diverses qui, tantôt suscitent la
mise en activité des éléments moteurs, tantôt exer-
cent sur eux une sorte d'action inhibitrice qui les
empêche de répondre aux excitations venues du

dehors. Les centres d'association deviennent ainsi, par le rôle élevé qui leur est dévolu, les véritables centres intellectuels, les véritables organes de la pensée : ce sont *les sphères intellectuelles.*

Envisagés au point de vue topographique, ces centres, qui sont au nombre de trois, se distinguent, d'après leur situation sur l'hémisphère, en antérieur, moyen et postérieur :

a) *Centre d'association antérieur.* — Le centre d'association antérieur ou frontal, dans lequel Flechsig localise la conscience de la personnalité (Persönlichkeitsbewustsein), occupe la partie antérieure du lobe frontal. Il comprend : 1° sur la face externe de l'hémisphère la moitié antérieure de la première circonvolution frontale, les deux tiers antérieurs des deuxième et troisième circonvolutions frontales; 2° sur la face interne de l'hémisphère, la moitié antérieure de la circonvolution frontale interne; 3° sur la face inférieure de l'hémisphère, la plus grande partie des circonvolutions orbitaires.

b) *Centre d'association postérieur.* — Le centre d'association postérieur ou temporo-pariétal occupe toute la partie de l'écorce comprise entre la sphère tactile et la sphère visuelle. Il comprend : 1° les deux circonvolutions pariétale supérieure et pariétale inférieure; 2° les portions extrêmes de la première temporale, en avant et en arrière de la

sphère auditive; 3° les deuxième et troisième circonvolutions temporales tout entières ; 4° la première circonvolution temporo-occipitale; 5° la plus
grande partie des circonvolutions occipitales externes. Le centre d'association postérieur paraît
avoir pour principale fonction de nous mettre en
rapport avec le monde extérieur. C'est à ce centre, en
effet, que se rendent, après avoir passé par leur centre de projection respectif, les impressions visuelles,
tactiles et auditives, pour y être analysées, fixées par
le souvenir, comparées à d'autres, etc., et finalement
y provoquer des réactions psychiques, qui retournent
aux centres de projection et règlent leur activité.

c) *Centre d'association moyen.* — Le centre d'association moyen, situé entre l'antérieur et le postérieur,
occupe le fond de la scissure de Sylvius; il est repré-
senté par les différentes circonvolutions qui forment
l'insula.

C'est ce centre « qui réunit en un seul toutes les
régions corticales, sensitives, motrices, dont l'intégrité est indispensable à la conservation du langage
articulé et, principalement, les impressions auditives
avec les images motrices des lèvres, de la langue, du
voile du palais et du larynx » (Van Gehuchten).

Grasset, reprenant cette théorie de Flechsig surtout au point de vue clinique, décompose le système
des *neurones d'association* en deux :

1° Le *système intermédiaire* (neurones d'association, de relais ou de renforcement) (noyaux gris de la base du cerveau ; écorce grise du cervelet).

2° Le système *supérieur* ou cortical (neurones de perception).

Grasset écrit :

« En physiologie et en clinique, on est obligé de dédoubler ce dernier système des neurones supérieurs en deux groupes : le groupe des neurones de l'automatisme psychologique et le groupe des neurones de la cérébralité supérieure, volontaire et libre.

J'ai étudié, après Pierre Janet et d'après lui, cette fonction psychique inférieure, qui n'est pas l'arc réflexe ordinaire, puisqu'elle aboutit à des actes coordonnés, intelligents, conscients même à un certain point de vue et qui doit être aussi soigneusement distinguée de la fonction psychique supérieure, siège de l'intellectualité supérieure, de la personnalité pleine et vraie, de la conscience entière et morale, de la liberté et de la responsabilité.

L'activité de ces neurones psychiques inférieurs apparaît :

1° Chez les individus tout à fait sains, dans le sommeil naturel, les rêves et une série d'actes de distraction ;

2° Chez les nerveux, dans les cauchemars, les rêves parlés et actifs, les tables tournantes, le cumberlandisme, la lecture de la pensée, la baguette

divinatoire, l'écriture automatique de certains mé-
diums, le spiritisme;

3° Chez les malades dans le somnambulisme, la
catalepsie, *les paralysies, anesthésies et autres
symptômes de l'hystérie*, certains symptômes de
l'épilepsie, l'hypnotisme et l'état de suggestibilité,
les dédoublements de la personnalité, certains cas
d'aphasie et d'autres troubles comme l'astasie-abasie.

Toutes les manifestations de ce p·ychisme inférieur *sont spontanées* (ce qui les distingue des actes
réflexes) et ne sont pas libres (ce qui les distingue
des actes psychiques supérieurs).

Les nombreux neurones qui président à ce psychisme inférieur sont dans l'écorce cérébrale et y
forment ce que j'ai appelé le *polygone cortical*. Au-
dessus (physiologiquement) sont réunis les neurones
du psychisme supérieur, dans ce que j'ai appelé le
centre O.

La conception de ce centre physiologique supérieur
O est indépendante des théories métaphysiques et
religieuses de chacun.

Je n'ai aucune tendance à chercher, comme on me
l'a reproché, le siège anatomique de l'âme et à imiter
Descartes quand il la plaçait, je crois, dans la glande
pinéale.

Je dis simplement que, pour le physiologiste et
pour le clinicien, il y a, dans le psychisme humain,
des fonctions supérieures et des fonctions inférieures ;
à ces fonctions diverses doivent correspondre des

neurones divers (ou des fonctions diverses des mêmes neurones). Je désigne par O l'ensemble des neurones qui président au psychisme supérieur, et j'appelle polygone cortical l'ensemble des neurones qui président au psychisme inférieur ou automatique. Voilà tout.

Je reconnais que cette conception est purement physiologique, qu'elle est basée sur l'observation de l'homme sain et malade, mais qu'elle n'a pas une base précise en anatomie topographique. Cependant il est intéressant d'en rapprocher, à ce dernier point de vue, les publications de Flechsig sur les centres de projection et d'association. » (Grasset).

Cette étude un peu longue de l'anatomie fonctionnelle du cerveau nous paraît indispensable. Du moment qu'il existe des zones spécialisées, on pourra admettre une lésion, un sommeil d'un centre pour expliquer certaines anesthésies... ou encore un trouble dans les relations des centres.

Le centre O par exemple, le centre de la conscience, peut être séparé des autres et ainsi s'expliquerait le somnambulisme, la suggestion, etc.

L'hystérique serait surtout un polygone inférieur qui fonctionne.

Anatomie de la cellule nerveuse

Nous n'étudierons évidemment ici que l'anatomie qui nous intéresse directement.

L'amœboïsme des cellules nerveuses jette en effet un jour tout particulier sur les paralysies hystériques.

Mais cet amœboïsme repose sur la *réalité du neurone.*

Malheureusement cette réalité est elle-même discutée, surtout depuis les recherches d'Apathy et de Bethe que nous exposerons succinctement.

Le Neurone existe-il ?

Bien des auteurs combattent vivement la théorie classique des neurones sous prétexte qu'elle est artificielle et qu'elle a été basée, non pas sur des faits, mais sur des hypothèses séduisantes.

Les attaques contre le neurone, commencées par Apathy dès 1897, furent poursuivies par Bethe étudiant le système nerveux du Carcinus macnas.

Dans la lice entrèrent tour à tour Held et Auerbach.

En 1902, Held publie dans les *Archiv. für Ana-*

tomie und Physiologie, des travaux qu'il reprend
en 1904, et où il maintient énergiquement le fait de la
continuité des neurones, ainsi détruits en tant qu'uni-
tés indépendantes.

Citons ensuite Nissl, Wolf, Joris, Donaggio, Du-
rante, Fragnito, John Turner.

Dans une remarquable étude d'ensemble sur la
théorie du neurone dans la dernière période décen-
nale, Mlle M. Stefanowska résume ainsi tous les travaux publiés contre l'indépendance du neurone.

« En analysant les travaux histologiques des antineuronistes, on peut voir qu'indépendamment de faits
nouveaux, intéressants et dûment établis, ces travaux récents abondent en hypothèses qui ont pour but
d'expliquer les rapports entre les neurones. En effet,
là où le microscope ne donnait que des renseigne-
ments incomplets, négatifs ou douteux, les observa-
teurs ont souvent suppléé à ces lacunes par des sup-
positions et interprétations plus ou moins ingé-
nieuses, de sorte que tout en reprochant aux parti-
sans des neurones de baser leur théorie sur des
hypothèses, les antineuronistes n'ont pu éviter eux-
mêmes ce reproche ; en formulant une nouvelle conception sur les rapports entre les éléments nerveux,
ils ont usé et même abusé d'hypothèses.

Abstraction faite de toutes ces vues théoriques,
nous posons à présent la question : par quels résultats
positifs les travaux que nous venons d'analyser ont-

ils enrichi nos connaissances sur la cellule nerveuse?

Ces recherches sont de deux sortes :

1° Les unes se rapportent à la *structure interne* de la cellule nerveuse;

2° Les autres ont trait aux connexions et rapports *externes* entre les neurones et leurs prolongements.

En ce qui concerne l'architecture interne de la cellule nerveuse, les recherches de Apathy, Donaggio, Bethe, Held et d'autres ont démontré, d'une façon indubitable, que le cytoplasme de la cellule nerveuse est parcouru par de nombreuses et fines fibrilles qui ont reçu le nom de *neurofibrilles*.

Ces *neurofibrilles,* en s'anastomosant dans le corps cellulaire, forment, dans la majorité des cas, de véritables *réseaux,* dont l'aspect extérieur varie suivant les types des cellules. On distingue souvent un réseau autour du noyau et un second réseau dans la partie périphérique (somatique) de la cellule.

Les neurofibrilles, en quittant le corps cellulaire, se dirigent d'un côté vers l'axone, et de l'autre vers les ramifications dendritiques. A mesure que le principal tronc protoplasmatique se ramifie, les neurofibrilles qui le parcourent se dichotomisent et pénètrent dans ces ramifications secondaires et tertiaires; les dernières ramifications ne possèdent qu'une seule neurofibrille.

Dans les dendrites comme dans l'axone, les neurofibrilles ont un parcours parallèle.

Quant aux connexions et rapports *externes* entre

les neurones, deux faits principaux se dégagent des recherches précédentes :

a) Chez les invertébrés les anastomoses entre les cellules nerveuses paraissent constituer un phénomène très fréquent, aussi bien dans les centres qu'à la périphérie ;

b) Les choses se passent d'une façon bien différente chez les vertébrés. Ici, disent les auteurs, les anastomoses peuvent également se rencontrer ; rappelons seulement les recherches récentes de Embden (7) sur la structure de la rétine, dans lesquelles l'auteur confirme l'opinion antérieure de Dogiel, sur les anastomoses protoplasmatiques entre les cellules ganglionnaires de la rétine.

Mais de telles anastomoses directes présentent un phénomène très rare chez les vertébrés supérieurs, autant que nous pouvons en juger par nos méthodes de coloration malheureusement défectueuses (Bethe, Held).

Chez les vertébrés nous trouvons un agencement bien différent du précédent ; chez eux, la surface de la cellule ganglionnaire ramifiée est entourée d'un tissu qui est formé de fibrilles très minces, disposées en *réseau*, disent les auteurs. Cet appareil péricellulaire paraît être inhérent à toute cellule ganglionnaire et possède une importance de premier ordre. Mais les opinions des docteurs sont encore divergentes quand ils expliquent le rapport anatomique entre cet appareil péricellulaire et la cellule ganglionnaire.

Malgré ces divergences, tâchons de représenter de quelle façon s'établit vraisemblablement la communication entre la substance blanche et la substance grise.

D'après certains travaux les plus récents, il semble établi que :

1' De nombreuses cellules ganglionnaires sont entourées d'un réseau péricellulaire spécial auquel Bethe a donné le nom de *réseau de Golgi*. Il a été vu et décrit par Golgi, Bethe, Held, Donaggio et d'autres. Le réseau de Golgi, contrairement à l'opinion de Bethe, paraît jouer un rôle secondaire dans le fonctionnement des centres nerveux. Etant formé de neurokératine (Golgi) ou d'éléments de neuroglie (Held), il ne servirait que pour soutenir ou isoler les cellules ganglionnaires ;

2' La surface de toutes les cellules nerveuses et de leurs dendrites est entourée d'un feutre de fines fibrilles nerveuses plus ou moins serrées, lesquelles, suivant Held et Auerbach, s'anastomosent et forment un véritable réseau péricellulaire terminal ; suivant Cajal et Van Gehuchten, ces neurofibrilles ne font que s'entrecroiser sans former de réseau. Quoi qu'il en soit, plusieurs auteurs, en employant des méthodes très différentes, ont prouvé que ces neurofibrilles péricellulaires se terminent par des épaississements (boutons, pieds, massues) qui s'appliquent sur le corps de la cellule et sur les dendrites. Tout semble donc prouver que, dans ces neurofi-

brilles munies de boutons terminaux, nous devons
voir les appareils à l'aide desquels les fibrilles cylin-
draxes entrent en rapports fonctionnels avec les cellules nerveuses. L'incitation nerveuse se propage-t-
elle par *contact* ou par continuité entre ces appareils
terminaux et la cellule nerveuse? la question est
jusqu'à présent controversée.

3° Dans la substance blanche ainsi que dans la
substance grise, il existe encore le réticule, formé par
les éléments de neuroglie, qui entravent souvent
l'étude des rapports entre les neurones, si l'on ne
prend pas soin d'employer des méthodes électives
(Held).

C'est probablement à cette catégorie qu'appartient
le réseau décrit par Bethe sous le nom de *Füllnetz*,
répandu dans la substance grise et blanche et distinct
du réseau de Golgi. Il se pourrait aussi que ce réseau
(Füllnetz) ne soit qu'un produit de coagulation de
substances albuminoïdes, comme le suppose Bethe.

En somme, il semble exister à la surface des cellules nerveuses et de leur dendrites deux appareils
d'origine différente :

A. *Le réseau de Golgi,* formé de neurokératine et
constituant un appareil de soutien, d'isolement de la
cellule nerveuse.

B. *Le réseau nerveux,* ou se présentant comme tel
à certains auteurs, constitué par de nombreuses ter-
minaisons épaissies de fibrilles cylindraxiles, provo-

3

nant d'autres cellules nerveuses. C'est par l'intermédiaire de ces *boutons terminaux* que s'établiraient les communications entre les éléments nerveux.

TRAVAUX HISTOLOGIQUES DÉMONTRANT, APRÈS LES RECHERCHES D'APATHY ET DE BETHE, L'INDÉPENDANCE DES NEURONES.

Après les travaux d'Apathy et de Bethe et à cause de l'obscurité même de certains points de ces travaux, « il était à désirer qu'une méthode simple, constante et générale fût découverte, afin de permettre l'étude de la charpente neurofibrillaire dans toute la série animale, l'homme compris, d'en sortir la genèse pendant la vie embryonnaire et d'en apercevoir les divers états physiologiques et pathologiques, spontanés ou expérimentaux » (Micheline Stefanowska). Cette méthode, trouvée par Ramon y Cajal, consiste dans l'imbibition du tissu nerveux *frais* par des solutions de nitrate d'argent que l'on réduit ensuite dans la masse à l'aide d'un réducteur énergique, tel que l'acide pyrogallique, l'hydroquinone.

Cajal, successivement en 1897, 1898, 1903, 1904, 1905, 1906, a publié une série de travaux démontrant la réalité du neurone et son indépendance.

Van Gehuchten et ses élèves ont confirmé les résultats de Ramon y Cajal. Lugaro, Marinesco, ont de nouveau et fermement épousé les idées de Ramon y

Cajal; et dans son étude « sur l'état actuel de la théorie du neurone » *(Archivio di Anatomia e di Embryologia,* vol. III, 1904), Lugaro arrive aux conclusions suivantes :

1° Si le neurone est discutable en tant qu'unité cellulaire, il ne l'est pas comme unité anatomique. La démonstration de la continuité des neurofibrilles et de leur passage d'un neurone à l'autre ne détruirait pas la conception de l'individualité anatomique du neurone;

2° Cette continuité chez les vertébrés n'est pas démontrée; il est vraisemblable que cette continuité chez les invertébrés constitue un cas spécial, une adaptation particulière qui ne se retrouve pas chez les vertébrés;

3° La loi de la polarisation dynamique demeure intacte dans ses lignes générales;

4° La loi de Waller, même si l'on tient comme démontrée l'origine pluri-cellulaire de la fibre nerveuse et de la régénération autogène des nerfs, persisterait comme loi du trophisme nerveux dans l'organisme adulte.

APPLICATION DES NOTIONS ANATOMIQUES
A L'EXPLICATION DES PHÉNOMÈNES HYSTÉRIQUES.

L'existence des deux polygones inférieur et supérieur, celle d'un centre O qui règle les manifestations des centres psychiques inférieurs nous permettent de concevoir que si ce centre O est séparé, soit par lésion anatomique, soit par trouble fonctionnel des centres psychiques inférieurs, il sera très facile d'influencer ces centres inférieurs que rien ne frènera. Un sujet ainsi lésé sera suggestionnable, que la suggestion vienne de lui ou qu'elle lui vienne d'une personne étrangère.

Dans la figure que donne Grasset, dans son Ana-tomie clinique des centres nerveux, du polygone cortical, nous voyons le centre O relié absolument à tous les autres centres.

Nous nous sommes plû à nous représenter ce cen-tre comme un cocher tenant réunies les brides des autres centres, Qu'une rène casse et un centre libéré de tout contrôle supérieur pourra fonctionner de façon délirante.

Le centre, par exemple, du membre supérieur droit pourra être séparé du centre O, centre de la conscience, et le sujet croira avoir une *monoplégie*.

Ce raisonnement vrai pour un centre est vrai pour tous les centres, sensoriels ou autres.

Nous pouvons donc admettre une séparation des centres chez l'hystérique, ainsi que l'admettent notre maître, M. le professeur Rémond, et son élève Voive-nel, dans une étude non encore achevée, qu'ils ont bien voulu me communiquer. Sollier explique l'hys-térie par un sommeil des centres.

Cette séparation des centres s'explique très nette-ment, si l'on admet, d'une part, l'existence indépen-

dante des neurones corticaux, d'autre part, l'amœboïsme des cellules nerveuses.

L'*indépendance* des neurones, nous venons de le
voir, malgré les attaques d'Apathy et de Bethe, sub-
siste.

Quant à l'*amœboïsme,* nous croyons à son existence.

Stéfanowska, en 1900, dans un travail sur « *le mode
de formation des varicosités* », a attaqué l'existence
de cet amœboïsme.

« Les appendices piriformes diminuent et disparaissent dans certains foyers seulement, à la suite de
troubles graves produits dans le cerveau (électrisa-
tion de la masse cérébrale, empoisonnement).

« L'état moniliforme ou les varicosités groupées
en nombreux foyers ne se forment (quoi qu'on en ait
dit) qu'à la suite de troubles graves qui désorganisent
la vie de l'animal ».

Malgré ces conclusions de Stéfanowska, les études
de Mathias Duval, Manouelian, Deyber, Binet-San-
glé, Demoor, Wiedersheim, Cajal, Soukhanoff, permettent de croire à la « plasticité morphologique » de
la cellule nerveuse.

Si l'anatomie nous permet de croire à cette plasticité, combien cette plasticité devient rationnelle lorsqu'on se place au seul point de vue clinique!

La thèse de Gerest (Lyon 1897) sur « l'application
de la théorie des neurones à l'étude des affections
nerveuses systématiques », nous apprend qu'on peut

expliquer par cet amœboïsme, les paralysies hystériques, soit motrices, soit sensitives, soit sensorielles, qui apparaissent brusquement et disparaissent
de même : « Autrefois, c'étaient des paralysies sans
lésion de matière, des *paralysies essentielles*. Aujourd'hui ce seraient des *paralysies par retrait des
prolongements nerveux,* interrompant momentanément ces articulations de neurone à neurone dont
l'intégrité est une condition essentielle pour le fonctionnement normal du névraxe ».

DEUXIÈME PARTIE

Différentes théories de l'Hystérie

Nous exposerons très succinctement et pour mémoire les diverses théories édifiées pour expliquer la nature de l'Hystérie.

Nous citerons la *théorie utérine*, la *théorie nerveuse*, la *théorie de l'Ecole de la Salpêtrière*, la *théorie psychologique*.

Nous insisterons surtout sur la définition de Babinski et sur l'explication de Sollier.

Théorie utérine

La maladie a pour point de départ l'utérus; d'où son nom.

Pour Hippocrate, Arétée, Celse, la matrice est un animal vivant doué de mouvements. Elle voyage chez l'hystérique.

Pour Galien, Fernel, « on incrimine tantôt la rétention, tantôt la putréfaction ou toute autre altération du sperme ou du sang dans la matrice avec distribution d'une vapeur maligne dans toutes les parties du corps, ou simplement la réaction de l'utérus sur les autres organes. »

·Voici ce que dit Henri Colin de l'historique de cette théorie :

« Cette théorie utérine, à laquelle l'hystérie doit son nom, a joui d'une vogue incroyable, non seulement dans le vulgaire, mais parmi les médecins, et non parmi les moindres, jusqu'à ces dernières années. On ne regardait plus la matrice comme un animal, mais on attribuait la névrose à la réaction sur le système nerveux central des troubles de l'utérus proprement dit. Cullen, Pinel, Lieutaud, Louyer-Villermay, Dubois d'Amiens, Grisolle, pour ne citer que

ceux-là, ont soutenu cette thèse. C'est à cette opinion
que doit se rapporter tout ce qu'on a dit des appétits
vénériens de la matrice et du clitorisme comme
cause de l'hystérie; c'est ce qui, autrefois, selon
Willis, faisait regarder avec horreur les femmes qui
en étaient atteintes, *ut semi damnati instar*, et leurs
souffrances n'étaient aux yeux du vulgaire qu'une
anticipation du juste châtiment qu'elles avaient
mérité ».

Théorie nerveuse

Voici les débuts embrouillés d'une théorie qui se
rapproche de la réalité. Cependant l'imagination se
donne libre cours. Il nous suffira de dire que tandis
que pour les uns c'est « un principe âcre et bilieux
répandu dans le cerveau » qui crée la maladie, pour
les autres comme Bœrhave, Sauvage, Linnée, l'hystérie est, soit une affection nerveuse générale, soit
« une viciation quelconque des esprits nerveux ou
animaux, sans siège précis autre que les nerfs».

On met successivement, au gré des imaginations
lancées, la cause de la maladie dans l'estomac, les
poumons, le cœur, la veine porte même, cette *porta
malorum* des anciens; dans ces organes variés se
trouverait le ressort dont le déclic crée la névrose.

Ecole de la Salpêtrière

Peu à peu, l'hystérie devient une maladie psychique. Un nom ici domine, c'est celui de *Charcot*.

Pourtant, dès le dix-septième siècle, il faut citer Charles Lepois (1618) et Sydenham (1681).

« Lepois a démontré l'existence de l'hystérie masculine entrevue par Galien.

Sydenham a vu les liens qui rattachaient l'hystérie à l'hypochondrie, particulièrement chez l'homme.

Charles Lepois, d'autre part, plaçait le siège de la maladie exclusivement dans le cerveau. Il était suivi par Willis, et deux siècles plus tard ses idées étaient reprises par Georget, Brachet, Briquet ». (Colin)

Mais Charcot, seul, mit à peu près de l'ordre dans le chaos. Il dit :

1° L'hystérie est une entité morbide nettement déterminée qui, tout en présentant des formes, des variétés multiples, conserve des caractères spéciaux qui la différencient nettement de l'épilepsie ; d'où il suit que le terme hystéro-épilepsie est mauvais et ne doit pas être employé.

2° L'hystérie présente des stigmates physiques et psychiques toujours les mêmes qui, seuls, permettent d'établir et de formuler le diagnostic.

3° L'hystérie s'allie fréquemment aux autres formes neuropathologiques, mais dans ce cas il s'agit simplement d'une combinaison, d'un alliage : Les deux maladies évoluent côte à côte et ne se confondent pas.

Charcot déclare que : « l'hystérie est une maladie psychique par excellence ».

Cette phrase est comme le titre de la dissertation médicale que les médecins et physio-psychologues ont développé à notre époque.

P. Janet a considéré ainsi l'hystérie dans son étude sur « l'automatisme psychologique ». Pour lui les causes premières de l'hystérie sont des *modifications de la conscience et de la personnalité.*

Janet assimile la conscience, l'«aire de la conscience», au champ visuel. «L'étendue de la conscience varie non seulement suivant les individus, mais aussi suivant leur état physique et psychique, l'état de santé ou de maladie, suivant que l'esprit est débarrassé de toute préoccupation ou qu'il se trouve sous l'empire d'une idée dominante.

De là, le rôle prépondérant de l'*idée* dans la genèse des manifestations morbides chez les hystériques, ceux-ci présentant, d'autre part, un rétrécissement permanent du champ de la conscience, de même qu'ils présentent un rétrécissement du champ visuel». (Janet).

« Si, maintenant, on admet que ce qu'on désigne sous le nom de *personnalité* représente la résultante des sensations et des images antérieures auxquelles viennent s'agréger continuellement les nouvelles sensations dont nous avons conscience, et si l'on réfléchit qu'en dehors de notre conscience et de notre personnalité il existe une foule de sensations inconscientes, même à l'état normal, on comprendra que dans tous les cas où il existe un rétrécissement du champ de la conscience, les sensations perçues et incorporées à la personnalité seront de moins en moins nombreuses. Il pourra se produire alors ce phénomène que ces sensations et les images inconscientes se coordonnent entre elles, donnent naissance à une ou plusieurs personnalités inconscientes dominant la personnalité consciente, la remplaçant ou se manifestant en même temps qu'elle.

Cette théorie du rétrécissement de la conscience, d'une part, et de la transformation de la personnalité de l'autre, permet à Janet de décrire chez les hystériques, d'un côté des stigmates mentaux essentiels et caractéristiques, et de l'autre des accidents mentaux passagers.

Les *accidents* mentaux sont le produit de la transformation de la personnalité. La diminution de la synthèse mentale a rendu possible la suggestibilité qui, à son tour, donnera naissance à l'idée fixe. Celle-ci peut être consciente ou subconsciente ; elle se développe de façon automatique en dehors de la volonté et de la perception du sujet. Les paralysies, les contractures, les tics sont sous la dépendance de l'idée fixe. La définition générale de l'hystérie est ainsi formulée par P. Janet « L'hystérie est une forme de désagrégation mentale, caractérisée par la tendance au dédoublement permanent et complet de la personnalité». (H. Colin)

Trauma psychique. — Moëbius, Oppenheim, Strumpell, Brever et Frend, considèrent les accidents hystériques comme produits par une « influence psychique comparable à celle du traumatisme ».

« C'est une sorte de trauma psychique avec tous les phénomènes d'inhibition des autres centres que comporte un pareil phénomène ».

Une idée analogue est soutenue par P. Janet, qui, dans l'ouvrage « *Névroses et idées fixes* » insiste sur le rôle que joue « l'émotion choc » sur la désagrégation de l'esprit.

Avec Raymond, il divise les émotions en *émotion choc*, modification presque subite de l'état psychologique d'un individu, déterminant une dissociation plus ou moins profonde des synthèses antérieures, et *émotion sentiment* ou *émotion permanente* « système mental particulier s'établissant souvent à la faveur de la dissolution précédente ».

Théorie de Babinski

Importance de la suggestion dans l'Hystérie. —
Le rôle de la suggestion fut relativement fixé par
Charcot.

« Charcot, en déterminant le rôle important de l'idée
fixe dans la genèse des accidents en apparence physiques de la névrose, en nous faisant voir comment
il est possible, par *suggestion*, de les reproduire *expé-
rimentalement* ou de faire disparaître la plupart
d'entre eux, a montré dans l'hystérie « une maladie
psychique par excellence » et comme telle essentielle-
ment justiciable de la psychothérapie ». (Raymond).

Mœbius, Saint-Rumpell, acceptèrent les idées de
Charcot. Mais il est un nom en France, qui vient
naturellement aux lèvres dès qu'on parle d'hystérie,
c'est celui de Babinski. Sa théorie nouvelle modifie
suffisamment la conception classique de l'hystérie
pour que nous l'exposions d'une manière complète,
d'après la conférence qu'il fit le 28 juin 1906 à la
Société de l'Internat des Hôpitaux de Paris, sous le
titre : « Ma conception de l'Hystérie et de l'Hypnotisme ». (Voir : *Archives générales de médecine*,
28 août 1906).

Babinski reproche aux cliniciens de classer dans
l'hystérie les phénomènes les plus variés, dont il

donne la liste en la faisant suivre de ces réflexions :
« Vous voyez que cette liste est fort longue et que,
d'après l'opinion généralement admise, l'hystérie
serait en mesure de se manifester de toutes les façons.
Charcot avait dit que l'hystérie est la grande simula-
trice ; on a renchéri sur cette proposition et on en a
altéré le sens en soutenant que l'hystérie *peut tout
faire*. Du reste, cette idée que beaucoup de médecins
énoncent volontiers leur paraît conforme à leur conception nuageuse de l'hystérie, suivant laquelle cette
affection serait causée par un agent d'une essence
inconnue, mais capable d'atteindre chacune des
diverses parties du système nerveux et de produire
ainsi des désordres variant avec le siège du mal. »

Envisageant les stigmates qui, d'après les classiques, auraient une importance considérable, il montre que la *fixité*, contrairement à l'opinion admise,
n'en constitue pas un phénomène essentiel.

« Je me crois en droit de m'inscrire en faux contre
cette assertion ; depuis de nombreuses années, chaque fois que je me trouve en présence d'un malade
atteint d'hémi-anesthésie, de rétrécissement du champ
visuel, je m'applique à faire disparaître ces troubles
et je puis dire que, sauf quelques cas exceptionnels
où j'ai été en face de « professionnels » de l'hystérie
pour lesquels cet état est un gagne-pain et qui sont
plutôt des simulateurs que des malades, je suis toujours arrivé au but que je visais. Lorsque j'ai devant

moi un hystérique atteint d'anesthésie générale ou
d'hémi-anesthésie, quelque complète qu'elle soit à la
première inspection, chez qui l'expérience habituelle
consistant à lui traverser les téguments avec des
aiguilles semble avoir démontré une abolition des
perceptions douloureuses, je procède de la manière
suivante : j'applique à l'improviste sur la pulpe des
doigts, région particulièrement sensible, les deux
électrodes d'un petit appareil volta-faradique fonc-
tionnant au maximum; je constate alors, dix-neuf
fois sur vingt, que l'individu en expérience fait une
grimace dénotant la perception douloureuse et qu'il
retire sa main. Parmi ces sujets, les uns refusent de
se laisser électriser à nouveau et vont chercher asile
dans quelque autre service, dont les appareils élec-
triques soient en réparation; les autres, et c'est, je
dois le dire, le plus grand nombre, reconnaissent
qu'ils ont senti l'excitation pratiquée; je renouvelle
alors l'expérience en leur affirmant que mon procédé
est infaillible pour guérir l'anesthésie et, comme je
l'ai dit, j'arrive toujours au résultat cherché, en très
peu de temps, bien souvent séance tenante. Par des
procédés analogues, j'obtiens tout aussi aisément la
disparition du rétrécissement du champ visuel, de la
dyschromatopsie et de l'insensibilité de la gorge, qui,
soit dit en passant, est appelée à tort « abolition du
réflexe pharyngé », car l'excitabilité réflexe n'est
jamais abolie dans ce cas.

Les stimagtes se développeraient à l'insu du malade et ce serait là leur second caractère cardinal ;
je suis d'avis que ces phénomènes sont les produits
de l'auto-suggestion, ou plutôt de la suggestion in-
consciente du médecin, ainsi, du reste, que cela a été
déjà soutenu par le docteur Bernheim, de Nancy.
L'interrogatoire du malade, les questions qu'on lui
pose ordinairement, quand on explore l'état de la
sensibilité, peuvent suffire pour éveiller dans son
esprit l'idée d'une hémi-anesthésie ou d'un trouble
visuel ; il est donc essentiel de prendre toutes les
précautions pour éviter cet écueil ».

Babinski montre que, en agissant avec circonspec-
tion, en ne posant jamais ces questions « sentez-vous
ce que je fais ? » ou encore « sentez-vous aussi bien
d'un côté que de l'autre ? » questions qui peuvent être
le point de départ d'une suggestion, en demandant
au contraire : « Que sentez-vous, qu'est-ce que je
viens de faire ? » en se gardant d'examiner ces malades les uns devant les autres, et d'entretenir en leur
présence « les élèves » des symptômes que l'on peut
observer dans l'hystérie, on n'observe ni rétrécissement du champ visuel, ni hémi-anesthésie qui « ne se
développent jamais spontanément, sans l'interven-
tion de la suggestion. »

Babinski conclut :

« Ainsi, les symptômes appelés stigmates ne sont
pas des phénomènes permanents ; ils ne se dévelop-

4

pent pas à l'insu du malade, ils font défaut, tout au moins dans la grande majorité des cas, quand l'examen est pratiqué avec la méthode que j'ai indiquée ; ils n'ont donc pas, tant s'en faut, l'importance fondamentale qu'on leur attribue et la conception classique ainsi que la définition de l'hystérie, fondées sur leur existence, se trouvent ébranlées dans leurs bases. »

Babinski attaque ensuite les troubles hystériques transitoires : « Je passe aux manifestations hystériques appelées transitoires ; je chercherai à vous prouver que, parmi les caractères énoncés plus haut et devant servir à définir l'hystérie, il n'y en a pas un qui, à ce point de vue, mérite d'être retenu. Le rôle des commotions morales, de l'émotion dans la genèse des troubles hystériques est incontestable ; mais ces mêmes causes sont capables d'engendrer des accidents nerveux chez les diabétiques, et de déterminer même des troubles circulatoires graves chez les sujets atteints de lésions valvulaires ; ce caractère n'est donc pas distinctif de l'hystérie et ne peut faire partie d'une définition. La rapidité dans la disparition d'un trouble n'est pas non plus une propriété spéciale aux phénomènes hystériques ; est-ce que la douleur de la colique néphrétique, est-ce que la crise gastrique tabétique ne cèdent pas souvent d'une manière brusque, soudaine ? De même que l'hystérie, la goutte peut se manifester par des accidents variés qui se succèdent et se substituent les

uns aux autres. Enfin, l'hystérie n'est pas la seule
maladie qui d'habitude n'amène aucune perturbation
dans l'état général : les individus atteints de la maladie du doute sont logés à la même enseigne. »

Des caractères de l'hystérie, Babinski n'en admet
que deux, indiscutables et toujours présents.

« Les manifestations hystériques possèdent deux
attributs qui sont, d'une part, la possibilité d'être
reproduites par *suggestion* avec une exactitude
rigoureuse chez certains sujets, et, d'autre part, celle
de disparaître sous l'influence *exclusive* de la *persuasion*. »

Aucune affection, d'après Babinski, ne se comporte de cette façon. Il prend comme exemple la
maladie du doute que la persuasion peut tout au
plus améliorer, mais non guérir.

Voici, en résumé, la définition qu'il donne :

— L'hystérie est un état psychique spécial capable
d'engendrer certains troubles ayant des caractères
qui leur sont propres.

— Elle se manifeste principalement par des troubles primitifs et accessoirement par des troubles
secondaires.

— Ce qui caractérise les troubles primitifs, c'est
qu'il est possible de les reproduire par suggestion
avec une exactitude rigoureuse chez certains sujets
et de les faire disparaître sous l'influence exclusive
de la persuasion.

— Ce qui caractérise les troubles secondaires, c'est qu'ils sont étroitement subordonnés à des troubles primitifs.

Cette théorie de Babinski paraît satisfaisante au point de vue clinique. Elle a l'avantage de différencier nettement l'hystérie des autres maladies et de la débarrasser d'une série de signes qui faisaient d'elle un véritable capharnaüm anatomique. Ces barrières sont nettes; désormais, elles se profilent clairement. Mais Babinski ne pense peut-être pas assez anatomiquement. On peut lui faire le reproche que Pierre Marie a déjà fait aux psychiâtres, de ne pas penser anatomiquement. Sa théorie est purement psychologique, et pour nous qui, avec notre maître, M. le docteur Rémond, sommes persuadé qu'il ne peut y avoir de maladies du moi sans maladies du cerveau, pas plus qu'il n'y a de maladies du suc gastrique sans lésions de la cellule de l'estomac, la théorie de Babinski ne nous satisfait pas complètement.

Nous avons le fait. Il nous manque le pourquoi du fait.

Nous verrons si, dans la suite, nous pourrons trouver ce pourquoi.

Nous nous acheminons peu à peu vers l'étude du cerveau dans l'hystérie, avec la manière de voir de

Pitres qui résume l'hystérie dans les cinq propositions suivantes :

1° « Les accidents hystériques sont la conséquence de troubles *purement fonctionnels du système nerveux*.

2° « Ils peuvent être brusquement provoqués, modifiés ou supprimés par des influences psychiques ou par des causes physiques qui n'ont aucune action sur les accidents similaires dépendant de lésions organiques.

3° « Ils se montrent très rarement isolés ; dans l'immense majorité des cas, certains stigmates latents coexistent avec les manifestations éclatantes de la névrose.

4° « Ils n'ont pas d'évolution régulière ; ils surviennent sans ordre préétabli et se succèdent, sous différentes formes et à différentes époques, chez les mêmes sujets.

5° « Ils n'ont habituellement pas, sur la santé générale et sur l'état mental des sujets qui en sont atteints, le retentissement profond qu'auraient des accidents similaires, mais dépendants d'une autre cause. »

Malheureusement, ce n'est là qu'une définition clinique.

Théorie de Bernheim

Dès 1883, Bernheim, à la suite de Liébault, émit une théorie très originale de l'hystérie.

Voici l'exposé et les critiques que fait Raymond de cette théorie dans le *Bulletin médical* du 29 mai 1907 :

« Pour le professeur de Nancy, l'hystérie n'est pas une entité morbide, une psycho-névrose autonome. Ce nom, d'après lui, doit être réservé aux *seules attaques convulsives*. Ces attaques convulsives elles-mêmes ne sont que l'exagération d'un phénomène habituel, d'ordre psycho-physiologique, qu'une émotion vive produit normalement chez tous, réaction que chaque organisme fait à sa façon, suivant la nature et l'intensité du choc et son individualité régissante. » Chez l'hystérique, la réaction plus intense produit la crise, parce que l'organisme de celui-ci possède un appareil hystérogène très puissant, capable d'être mis en branle par des émotions. « L'hystérie n'est donc pas une névrose primitive, c'est *un réflexe émotif exagéré* chez des sujets *hystérisables*. »

Donc pour M. Bernheim, tout, dans l'hystérie, se résume dans la *crise*, et il ajoute que celle-ci n'est soumise à aucune règle fixe, que chaque individu la fait à sa manière, sous diverses influences émotives ou autres, primitives ou secondaires, et, dans ce cas, dérivant d'une affection dynamique ou organique du système nerveux ou de tout autre appareil. Quant aux autres manifestations, considérées comme hystériques par les auteurs, ou elles sont le résultat de la suggestion, volontaire ou non, du médecin qui examine le malade, ou elles constituent *des psycho-névroses indépendantes,* motrice, sensitive, viscérale, puisqu'on peut les rencontrer chez des sujets n'ayant jamais eu de crises proprement dites.

Cette façon de concevoir les choses me paraît difficile à accepter. On ne peut, en effet, soutenir sérieusement que nous sommes tous hystérisables, que chaque individu contient l'hystérie à l'état latent. Le plus grand nombre d'entre nous, quelles que soient les circonstances et quelque violentes que l'on suppose les émotions, même additionnées de choc traumatique, ne deviennent pas hystériques. Il faut pour cela, comme le remarque d'ailleurs très justement M. Bernheim, un *appareil hystérisable* ; encore faudrait-il nous dire en quoi celui-ci consiste. Et puis, quel avantage y a-t-il à recréer une multitude de psycho-névroses, d'origine émotive, suggestive, traumatique ou autre, alors que les accidents s'équivalent au point de vue pathogénique et au point de vue de leur évolution ? Quoi qu'il en soit, Bernheim — et cela dès 1891 — a eu le grand mérite de montrer ce qu'il y avait d'artificiel dans la réglementation, classique à cette époque, de l'hystérie et du somnambulisme.

Théorie biologique de Claparède

(DE GENÈVE)

Claparède dit que les auteurs qui se sont occupés de l'hystérie, ne sont pas allés au fond des choses et n'ont pas assez fait de pathogénie.

Pour avoir une notion exacte de ce qu'est une maladie psychique, il faut non seulement connaître la fonction troublée de l'organisme, mais il importe aussi de savoir quels sont les facteurs de cette déviation du type normal et sa signification, celle-ci étant envisagée au point de vue *biologique*. La théorie biologique du sommeil « peut servir d'introduction, sinon de fondement, à une telle conception biologique de l'hystérie ».

Voici ce qu'il dit :

« Le sommeil est une fonction active de défense, un instinct qui a pour but, en frappant l'animal d'inertie, de l'empêcher d'arriver au stade d'épuisement. Ce n'est donc pas parce que nous sommes intoxiqués ou épuisés que nous dormons, mais nous dormons pour ne pas l'être. La fonction hypnique possède, en effet, le caractère de l'activité instinctive; elle est soumise à la loi fondamentale de l'activité animale, la loi de la suprématie de l'instinct momentanément le plus important ou la loi de l'intérêt momentané. Quant au mécanisme du sommeil, il consiste en une réaction de désintérêt pour la situation présente. Ce n'est pas, comme on l'admet communément, l'irritabilité, la réceptivité qui est abolie ou affaiblie, mais c'est la *réactivité*, notamment la réactivité d'intérêt, la réactivité d'adaptation. »

Voici comment Raymond juge cette théorie de Claparède :

« Dans l'hystérie, il y aurait, d'après l'auteur, tout comme dans le sommeil, un état de *désintérêt*, de *distraction* plus ou moins systématisée, mais la distraction serait portée à son summum ; aussi, pour cette raison, l'hystérique échappe-t-il à la loi de l'intérêt momentané. Et Claparède considère cette réaction de désintérêt comme un *réflexe de dégoût psychique*, qui inhibe telle ou telle idée, ou tel ou tel concept moteur en l'éloignant de la synthèse personnelle ou en empêchant la réalisation, en faisant disparaître tout ou partie de la faculté de contrôle.

Les réactions d'inhibition mentale défensive engendreraient les stigmates.

La théorie de Claparède, qui ne nous donne pas la raison de semblables réactions d'inhibition, apparaît comme la traduction, en langage biologique, de la théorie psychologique de Janet. Malgré ses promesses, elle ne va pas au fond des choses ; elle ne s'applique pas à tous les accidents hystériques et elle repose sur une série d'hypothèses merveilleusement enchaî-

nées, mais qui ne donnent aucunement le *pourquoi
du sommeil. Elle ne peut donc être d'aucune utilité
clinique.* » (Raymond).

Théorie de Sollier

Sollier, dans son livre : *Genèse et nature de l'hystérie* (1897) et dans les articles publiés dans les *Archives de neurologie* de mai et de juin 1907, a édifié une
théorie physiologique de l'hystérie basée sur la *théorie du sommeil.*

« Toutes les impressions venues du dehors, dit-il,
ou de l'organisme aboutissent aux centres du cerveau
organique. Elles y déterminent un état moléculaire
particulier, correspondant à chaque impression. C'est
là le phénomène de la perception brute. Cet état
moléculaire réagit à son tour sur le cerveau psychique et y détermine un état moléculaire particulier.
C'est alors seulement que le phénomène psychologique de l'aperception, c'est-à-dire de la perception
consciente et de son assimilation à la personnalité, se
produit.

Supposons qu'un arrêt, qu'un phénomène d'inhibition, d'engourdissement, de sommeil, peu importe
le mot, frappe un centre du cerveau organique, que
va-t-il se produire ?

Supposons un malade atteint de paralysie hystérique d'un bras. « Nous savons que le centre moteur
de ce bras est non seulement moteur, mais sensitivo-
moteur et psycho-moteur, c'est-à-dire que c'est là
qu'aboutissent les sensations parties de la périphérie
du membre, tant externes qu'internes ; et que c'est là
aussi que doivent se former les représentations des
mouvements que nous voulons exécuter. Dès lors,
nous comprenons immédiatement que la paralysie
s'accompagne d'anesthésie et de perte de représenta-
tion mentale. L'évocation des mouvements ne se
transmettant plus au centre inhibé, le sujet a l'air
d'être paralysé par amnésie. Admettons que le centre
moteur ne soit pas complètement inhibé ; les excitations parties de la périphérie n'y déterminent qu'un
état insuffisant pour provoquer le mouvement et la
sensation consciente dont il est la réponse, mais
suffisante cependant pour déterminer des réactions
sub-conscientes qui font croire à certains observa-
teurs que l'hystérique simule ou que la conscience
seulement est atteinte, alors que les perceptions se
font normalement.

Appliquons, ce que nous venons de dire à n'importe quel centre sensitivo-moteur, sensoriel ou vis-
céral, et nous verrons que l'explication psychologique n'est que l'énoncé d'une des conséquences du
trouble fondamental physiologique. Si, maintenant,
au lieu d'envisager un seul centre atteint, nous

en considérons plusieurs frappés simultanément,
comme c'est le cas ordinaire, si nous remarquons
en outre qu'ils sont touchés inégalement, et que,
sous diverses influences, ils présentent des variations dans leur état, nous comprendrons facilement les aspects si multiples, si variables, des
manifestations hystériques, en même temps que la
grande simplicité de leur mécanisme sous cette appa-
rente complexité.

Pour trouver une solution au problème de la nature
de l'hystérie, il faut s'adresser à la physiologie. Le
trouble fondamental de l'hystérie est constitué par
une sorte de sommeil, d'engourdissement, d'inhibition du cerveau. Déjà, l'aspect des malades, leur état
de somnolence, de rêverie qui aboutit si souvent à
des attaques de sommeil, leur somnambulisme si
fréquent, leurs aveux qu'elles ne savent si elles dorment ou sont éveillées, qu'elles se sentent engourdies,
leur changement d'aspect, d'activité de leur cerveau,
en pourraient être des témoignages, mais ce sont là
des présomptions insuffisantes. Il faut une démonstration plus nette et qui, pour être véritablement
scientifique, soit reproduisible à volonté.

Voici ce que j'imaginai. J'avais été frappé de l'insomnie complète des grandes hystériques à manifestations multiples et surtout viscérales. On ne résiste
pas plusieurs mois de suite à l'insomnie. Je pensai
donc que si elles ne dormaient pas du sommeil natu-

rel, c'est qu'elles étaient plongées dans un état d'engourdissement, de sommeil pathologique. Pour m'en assurer, j'avais deux moyens : les réveiller par une forte excitation comme si elles étaient réellement endormies, ou bien les endormir plus profondément par hypnose et les interroger.

Charcot avait déjà montré que certaines hystériques qui paraissent éveillées, dorment en réalité et sont plongées dans un état de vigilambulisme. Et, pour le prouver, il en prenait une qui avait de l'amnésie portant sur toute sa vie, sauf sur les cinq dernières années et qui était totalement anesthésique. En lui enjoignant énergiquement et à plusieurs reprises de se *réveiller,* quoiqu'elle prétendit ne pas dormir, elle ébauchait une attaque, et tout était rapidement rentré dans l'ordre ; elle se trouvait reportée à cinq ans en arrière, recouvrait tous les souvenirs de son existence passée, sauf les cinq dernières années, se croyait à 32 ans au lieu de 37, et, au lieu d'être totalement anesthésique comme tout à l'heure, n'était plus qu'hémi-anesthésique, entre autres particularités nombreuses de la modification de son état.

Quoiqu'il se servit de cet exemple de réveil pour démontrer que certaines hystériques sont endormies, vigilambules, ce n'est pas à ce point de vue qu'il présentait ce sujet. Il voulait montrer qu'il s'agissait là de dédoublement de la personnalité et que ces modifications de la personnalité étaient comparables au délire de la grande attaque. Et il ne voyait dans cet état de vigilambulisme qu'une sorte d'attaque d'hystérie, transformée en équivalent de la phase délirante de la grande attaque.

Les conclusions de son enseignement étaient si éloignées de la conception que j'ai proposée de l'hystérie, que ce passage m'échappa, et échappa d'ailleurs à ceux qui présentèrent des objections à ma théorie. J'ai déjà réparé cet oubli involontaire de cette expérience si démonstrative de Charcot, qui a corroboré par avance les miennes propres.

Il suffisait de la généraliser, de la poursuivre comme je l'ai fait, pour voir se dérouler tous les phénomènes que j'ai signalés depuis.

Non seulement je procédai à des réveils d'emblée par une excitation brusque, impérieuse, à la suite desquels des sujets se trouvèrent ramenés à plusieurs années en arrière, mais je poussai plus loin ; et par des excitations successives, je produisis des réveils de plus en plus complets, amenant des retours en arrière de la personnalité de plus en plus marqués et s'accompagnant de toutes les manifestations somatiques ou psychiques, que les sujets présentaient aux diverses phases de leur existence où ils se trouvaient ramenés, manifestations que j'ignorais moi-même, tout autant que l'époque à laquelle allait se produire le réveil que je provoquais.

En état d'hypnose, j'appris, en interrogeant les malades sur la cause de leur insomnie nocturne, qu'ils ne dormaient pas, ou parce qu'ils dormaient

tout le temps, ou parce qu'on ne peut pas dormir
deux fois ; d'autres me répondaient qu'ils ne savaient
jamais s'ils dormaient ou s'ils étaient éveillés, qu'ils
se sentaient toujours engourdis, ou qu'ils étaient
endormis depuis telle époque. Il suffisait alors de les
réveiller énergiquement pour ramener le retour en
arrière de leur personnalité physique et morale.
C'est ce que j'ai appelé la régression de la personnalité, dont les conséquences, au point de vue du mécanisme de la pensée, de la mémoire et de la constitu-
tion du moi, sont si intéressantes et si importantes.
En provoquant de plus en plus le réveil, on arrive à
un moment où la régression de la personnalité ne se
produit plus et où le sujet ne présente plus aucun
stigmate ni accident hystérique. Cela correspond à
l'époque où le sujet était normal et a commencé à
s'engourdir, à tomber dans le vigilambulisme et
dans l'hystérie. Et l'on saisit alors facilement quel a
été l'incident, l'émotion le plus souvent ou une maladie intercurrente, qui a amené l'état hystérique, que
d'autres incidents n'ont fait qu'accentuer ensuite.
Ces incidents apparaissent à leur tour au fur et à
mesure que la personnalité se reforme sous l'influence du réveil progressif. Après la régression
vient, en effet, la progression de la personnalité
dans l'ordre même de la vie du sujet, et cela ramène
tous les évènements que l'on a vus se dérouler dans
l'ordre inverse pendant la régression. On constate
alors à quelles causes sont dues les aggravations, ou

les recrudescences de la maladie, et comment des idées fixes se sont substituées les unes aux autres, liées qu'elles étaient à des états cérébraux nouveaux provoqués par ces causes. On a ainsi l'explication de la disparition de certains troubles sous l'influence de la disparition de certaines idées fixes. En réalité, ces idées disparaissent parce que l'état cérébral qui amenait ces troubles les entretenait en même temps : il n'y a pas de rapport de cause à effet entre l'idée fixe et le trouble hystérique, il n'y a qu'un rapport de concomitance par suite d'une cause unique.

Enfin, quand le réveil est complet, le sujet ne présente plus aucun stigmate hystérique, et se trouve en même temps complètement transformé au point de vue moral. Il en est quelquefois stupéfait, car il passe brusquement de la personnalité qu'il avait au moment où il est entré dans le vigilambulisme hystérique à celle qu'il aurait actuellement si sa vie s'était déroulée normalement. La transformation progressive de l'une à l'autre, qui s'est faite inconsciemment, lui apparaît tout à coup consciemment.

On a vraiment alors le sentiment de se trouver en présence d'un autre état, d'un autre individu. Il a lui-même l'impression de sortir d'un rêve, d'un cauchemar plutôt, et est rempli d'une joie de vivre intense.

Or, à ce moment, on constate un phénomène qui vient corroborer la théorie que je donnais plus haut de l'insomnie des hystériques, à savoir qu'elle était duo à ce qu'ils étaient plongés dans un sommeil pathologique : c'est le retour du sommeil normal. Dès que le sommeil pathologique disparaît, le sommeil normal reparaît, car c'est une fonction normale du cerveau en activité normale.

Le réveil cérébral s'accompagne de réactions motrices, sensitives, sensorielles, viscérales, vaso-motrices et psychiques. Et l'on peut alors constater que toutes ces réactions ne diffèrent que par leur intensité et leur durée, de celles qu'on observe à l'état normal quand on a eu un arrêt de fonctionnement d'un nerf par exemple.

Seulement ici c'est le cerveau lui-même qui est frappé d'arrêt de fonctionnement, et l'on conçoit que le réveil de ce fonctionnement doit s'accompagner de sensations et de réactions psychiques un peu particulières. On comprend également qu'un organe qui est engourdi depuis des années doit présenter, quand il recouvre ses fonctions, des réactions singulièrement longues et intenses. Je ne saurais insister ici sur ces réactions qui se présentent dans un ordre parfaitement précis et déterminé. Je les ai décrites ailleurs dans leurs moindres détails ; j'ai montré leur hiérarchie, leur ordre de succession, leurs degrés pour tous les organes, depuis le muscle jusqu'au cerveau, en passant par les organes des sens et les viscères. J'ai pu ainsi établir des échelles de sensibilité qui permettent, étant donnés une sensation, un trouble sensitif quelconque, de savoir à quel degré est atteint le centre de l'organisme intéressé, ou, étant donné un état somatique déterminé, de prévoir quelles sont les sensations éprouvées par le sujet.

Cette étude permet de comprendre à quoi tiennent les variétés si nombreuses de manifestations hystériques. Elles tiennent à deux causes : 1° le degré de l'engourdissement, de l'inhibition cérébrale, et 2° l'étendue, le nombre des centres atteints.

On constate, en outre, que ces réactions ne sont autres que celles qu'on observe dans les attaques, et qu'ainsi les attaques ne sont que la tendance des centres cérébraux à reprendre leur activité. Quand elles se déroulent complètement, elles amènent le réveil, et l'on s'explique alors comment, s'il est partiel, on voit souvent à leur suite reparaître des états anciens du sujet, s'il est complet, la guérison de tous les accidents.

Il y a encore un autre facteur à considérer dans la forme des manifestations hystériques, ce sont les variations de l'état d'engourdissement des centres cérébraux atteints. Ceux-ci peuvent bien, dans certains cas, comme dans ces paralysies ou contractures qui durent des années, persister d'une façon fixe. Le plus souvent, il y a dans l'inhibition des augmentations ou des diminutions pour des causes diverses. Ces variations s'accompagnent de changement dans la forme et l'intensité des troubles hystériques, et les réactions du réveil nous font apparaître nettement le rapport existant entre ces variations parallèles des

troubles hystériques et de l'engourdissement cérébral. Nous avons aussi, dans les expériences du
réveil, non seulement une confirmation de la théorie
que je propose de l'hystérie, mais encore une méthode
expérimentale permettant de rapporter chaque phénomène à tel ou tel degré du sommeil cérébral, et
aussi une méthode thérapeutique, pathogénique et
rationnelle, puisque le réveil complet amène la guérison complète de l'hystérie » (Sollier).

Conception possible actuellement de l'hystérie.

On peut essayer, malgré l'antagonisme apparent ou réel des nombreuses théories, de définir l'hystérie. Disons déjà que cette définition est difficile. On doit emprunter ses caractères à la clinique. De là vient que cette définition ne peut se concréter en quelques mots.

L'hystérie est une maladie du *cerveau*, passagère ou permanente, indépendante ou associée. Elle présente des stigmates physiques, sensitifs et sensoriels, toujours les mêmes, qui le plus souvent coexistent, mais qui peuvent se remplacer mutuellement et disparaître même à l'exception d'un seul d'entre eux qui, devenant prédominant, effacera tous les autres.

C'est la définition qu'on peut en faire, après les études de *Charcot*. Mais cette définition, « pour ainsi dire symptomatique », laisse la porte ouverte à certaines confusions et à certaines erreurs de diagnostic.

Babinski a admirablement montré ces confusions et ces erreurs possibles. Il nous fait voir l'importance

énorme de la suggestion dans la recherche des stigmates hystériques.

Babinski, pour préciser la définition de la maladie,
montre qu'il est possible de reproduire chez les grands
sujets hypnotiques tous les accidents primitifs de
l'hystérie « à l'exclusion de toute manifestation due
à des maladies nerveuses étrangères à la névrose. »

Il montre que nulle maladie, en dehors de l'hystérie, ne peut guérir sous la seule influence de la persuasion.

Les accidents secondaires de l'hystérie (exemple :
l'atrophie musculaire) disparaîtront en même temps
que les troubles primitifs, à la suite de la guérison
de ces troubles primitifs, de telle sorte qu'il ne faut
pas s'en préoccuper.

Voici la définition de Babinski :

« L'hystérie se manifeste principalement par des
troubles primitifs et accessoirement par des troubles
secondaires.

« L'hystérie est un état psychique, rendant le sujet
qui s'y trouve capable de s'auto-suggestionner.

« Ce qui caractérise les troubles primitifs, c'est
qu'il est possible de les reproduire par suggestion
avec une exactitude rigoureuse chez certains sujets
et de les faire disparaître sous l'influence exclusive
de la persuasion.

« Ce qui caractérise les troubles secondaires, c'est
qu'ils sont étroitement subordonnés à des troubles
primitifs. »

Nous avons dit que les auteurs s'étaient trop
tenus au seul point de vue clinique et psychologique.
Dès le début de notre travail, partant de ce que nous
considérons comme un axiome, que « toute maladie
mentale ou névrose a un substratum anatomique »,
nous avons essayé de trouver le substratum de
l'hystérie :

Nous le trouvons :

— D'une part, dans l'existence indiscutable des
centres de projection et d'association.

— D'autre part, dans l'existence de l'amœboïsme
des cellules nerveuses.

« La connaissance plus qu'imparfaite que nous
possédons du cerveau, non seulement au point de
vue de sa structure intime, mais en ce qui regarde sa
morphologie et sa physiologie, constitue un obstacle
insurmontable, pour le moment du moins, à la saine
appréciation des phénomènes de la pensée et des
différentes réactions motrices, sensitives ou sensorielles qui peuvent lui appartenir.

On peut cependant admettre que les cellules cérébrales emmagasinent une foule d'impressions qu'elles
nous rendent malgré nous, parfois sous la provoca-
tion d'une cause occasionnelle, très souvent aussi
sans cause occasionnelle. Elles s'organisent en centres qui, lorsque la santé est intacte, peuvent bien
manifester leur existence autonome d'une façon passagère, mais agissent toujours synergiquement pour

produire cette résultante : l'acte intellectuel, l'acte intelligent.

L'intelligence, en effet, est une résultante; cela est si vrai qu'il suffit d'une lésion d'un centre pour la compromettre. La clinique nous en fournit des exemples quotidiens chez les aphasiques, les hémiplégiques, les amnésiques, etc. » (Colin).

Les centres sont autonomes — Nous l'avons démontré en détail. Cette autonomie est possible grâce au retrait des prolongements des neurones cérébraux.

Les phénomènes hypnotiques sont une preuve de l'existence matérielle des centres autonomes. En effet, lorsqu'on hypnotise un malade, on opère une véritable *dissociation* des différents centres, à ce point qu'on peut les endormir ou les éveiller les uns après les autres. C'est cette dissociation de centres ayant chacun une fonction autonome, cette destruction de leur synergie en vue d'un effort intellectuel déterminé, qui supprime chez ces malades la volonté et les met à la merci de l'expérimentateur.

Nous avons appliqué, pour expliquer la *suggestion*, la théorie du polygone cortical et du centre O qui ne dirige plus, ne frêne plus les autres centres.

Alors que à l'état normal cette séparation des divers centres peut se faire, par exemple dans le sommeil, dans l'anesthésie chloroformique, nous croyons, avec notre maître Rémond et son élève Voivenel, que ce qui caractérise au point de vue anatomique l'hystérique, c'est l'impressionnabilité excessive du système nerveux, *l'extrême facilité de l'amœboïsme des cellules nerveuses.*

Ainsi peut-on expliquer l'influence si marquée d'un agent provocateur quelconque sur la maladie.

D'autre part « les phénomènes cataleptiques, par exemple, sont toujours le résultat d'un ébranlement plus ou moins violent des organes des sens (vue, ouïe, etc.). Et enfin l'action réciproque des éléments nerveux les uns sur les autres, l'amœboïsme, se trouve démontrée par la mobilité des stigmates, et surtout par la disparition des stigmates même les plus anciennement établis, dès qu'un stigmate nouveau apparaît prédominant, qu'il s'agisse d'une attaque, d'une contracture, de paralysie, délire, etc.

Il n'y a donc pas à proprement parler :

1° Rétrécissement du champ de la conscience;

2° Apparition d'une personnalité secondaire. Il y a surtout la manifestation d'un phénomène psychique dans ce sens qu'il est *cérébral, mais comportant cependant une base matérielle, un changement moléculaire des organes nerveux centraux.* »

CONCLUSION

1° L'hystérie des classiques est une maladie tellement vague qu'on a pu y faire entrer une série de phénomènes excessivement variés. Il ressort de l'étude de l'hystérie ainsi admise que sa définition est impossible.

2° La théorie utérine n'a plus qu'une valeur historique.

3° La théorie nerveuse générale qui en fait une névrose générale du système nerveux n'est guère qu'une hypothèse gratuite.

4° Les théories qui se partagent actuellement la vogue sont les différentes théories dites psychologiques : Théorie de P. Janet, Théorie de Bernheim, Théorie de Babinski.

5° La théorie de Babinski mérite une attention particulière, car elle *précise* les limites de l'hystérie et en donne une définition cliniquement parfaite.

6° Mais ces théories sont imparfaites, car

elles ne sont que cliniques. Elles manquent de pathogénie.

7° Il n'y a pas de maladie purement psychologique. Le primum movens est un trouble dynamique ou statique du cerveau.

8° Sollier, essayant d'éclaircir le substratum anatomique de l'hystérie, croit le trouver dans le sommeil des centres.

9° Pour nous, avec notre maître M. le professeur Rémond (de Metz), nous croyons pouvoir trouver la cause de l'hystérie dans l'instabilité particulière des neurones et des centres des hystériques.

10° Ainsi, par exemple, une monoplégie hystérique se produira parce que le centre du membre s'est isolé des autres centres et en particulier du centre O de Grasset — L'hystérique possède un polygone cortical de psychisme inférieur séparé du centre O, frein et régulateur. Aussi la suggestion est-elle particulièrement facile chez lui.

11° Cette indépendance d'un centre ou de plusieurs centres s'explique grâce au retrait des prolongements des neurones, retrait constaté par Mathias Duval, Manouélian, Demoor.

12° De même que les prolongements ont pu à un certain moment se rétracter, de même

à d'autres moments ils se mettront de nouveau en contiguité, grâce à leur « plasticité
physiologique ».

Cette plasticité est morbide, exagérée chez
l'hystérique, et ainsi s'explique la fugacité,
l'instabilité et la variabilité des paralysies,
des anesthésies, etc., hystériques.

BIBLIOGRAPHIE

RÉMOND (de Metz). — Précis de maladies mentales.

BALLET (Gilbert). — Traité de pathologie mentale.

PITRES. — Du suicide des hystériques. *(Bulletin médical, 1890)*.

BABINSKI. — Conférence sur la nature de l'hystérie. *(Archives générales de Médecine, 1906)*.

GRASSET. — La théorie psychologique de l'hystérie. *(Nouv. Montpellier médical, 1893)*.

BLOCQ. — L'état mental dans l'hystérie. *(Gazette des Hôpitaux, 1893)*.

SOLLIER. — Genèse et nature de l'hystérie. (Paris, Alcan, 1897, 2 vol.).

SOLLIER. — Hystérie et sommeil. *(Arch. de neurol., mai-juin, 1907)*.

PITRES. — Leçons sur l'hystérie et l'hypnotisme, 1891.

CHARCOT. — Leçons du mardi.

GILLES DE LA TOURETTE. — Traité de l'hystérie.

KLEIN. — De l'hystérie chez l'homme. (Th. de Paris, 1880).

FÉRÉ. — La famille névropathique.

FALRET. — Les hystériques. (Paris, 1883).

MARQUÉZY. — L'homme hystérique. *(Bulletin médical, 1888)*.

ROUBINOVITCH. — Hystérie mâle et dégénérescence. (Thèse Paris, 1890).

RAYMOND. — Considérations générales sur l'Hystérie (*Bull. méd.*, 20 mai 1907 et 5 juin 1907).

— Réponse à une lettre de Babinski (*Bullet. méd.*, juin 1907).

BABINSKI. — Lettre au professeur Raymond (*Bull. méd.*, juin 1907).

RAYMOND et JANET. — Névroses et idées fixes.

GRASSET. — Anatomie clinique des centres nerveux.

TESTUT. — Anatomie descriptive.

STÉFANOWSKA. — Théorie du neurone (Deuxième congrès belge de neurologie, 1906).

SAURY. — L'amœboïsme des cellules nerveuses (*Presse médicale*, juin 1901).

Van GEHUCHTEN. — L'état actuel de la doctrine des neurones (1905).

SOUKHANOFF. — Cellules nerveuses. *Journal de neurologie*, 1903.

DÉJERINE. — Considérations sur la théorie de neurone. *Revue neurologique*, 15 mars 1904.

DEMOOR. — La plasticité morphologique des neurones. (*Archiv. de Biologie*, 1896).

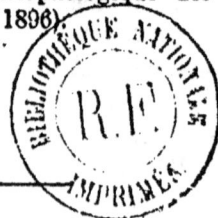

Imp. Coopérative Toulousaine, 39, Rue Peyrollères

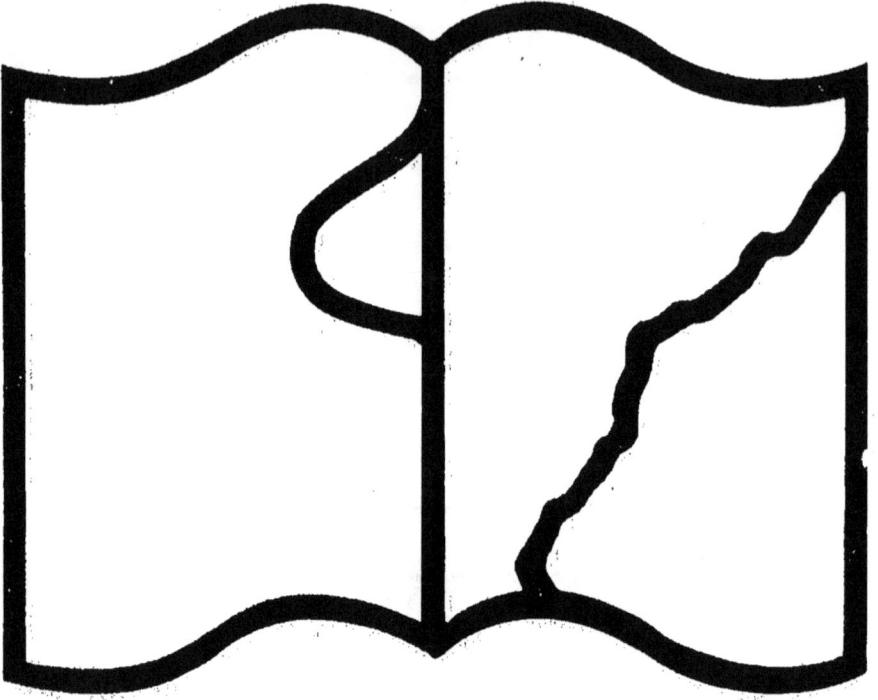

Texte détérioré — reliure défectueuse

NF Z 43-120-11

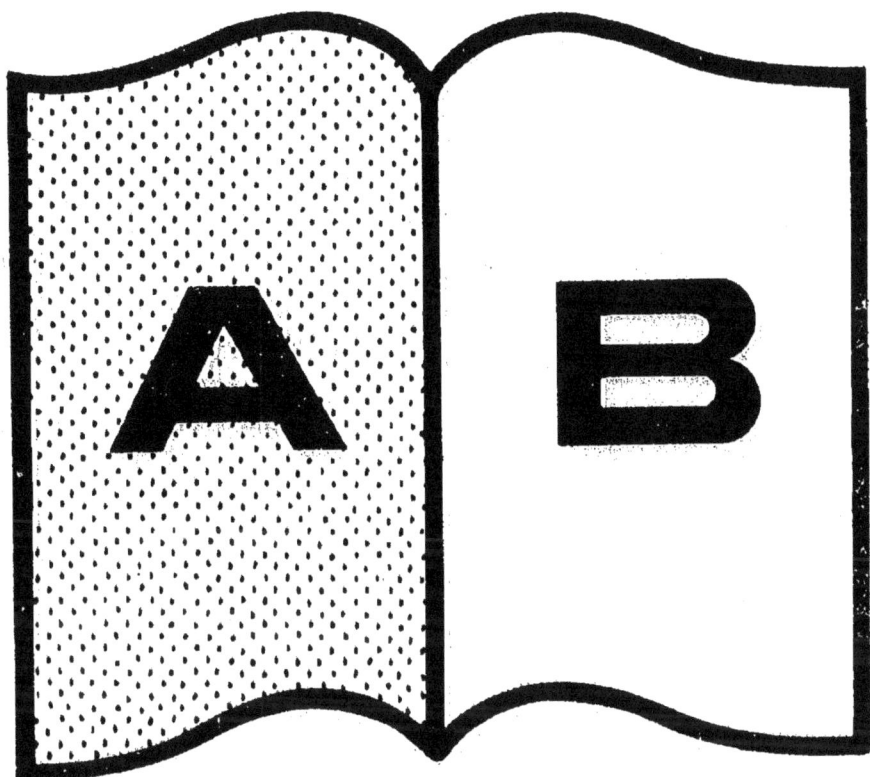

Contraste insuffisant

NF Z 43-120-14

www.ingramcontent.com/pod-product-compliance
Lightning Source LLC
Chambersburg PA
CBHW071249200326
41521CB00009B/1694